“贵州乡村振兴”书系获
贵州出版集团有限公司出版专项资金
资　助

“农·村·健·康·生·活·知·识·手·册”丛·书

农村儿童保健知识手册

贵州省疾病预防控制中心 / 编
杨 静 蒋茂林 / 主编

贵州出版集团
贵州科技出版社
·贵 阳·

图书在版编目（CIP）数据

农村儿童保健知识手册 / 贵州省疾病预防控制中心编 ; 杨静，蒋茂林主编. -- 贵阳 : 贵州科技出版社，2023.5

（“农村健康生活知识手册”丛书）

ISBN 978-7-5532-1147-3

Ⅰ. ①农… Ⅱ. ①贵… ②杨… ③蒋… Ⅲ. ①农村－儿童－保健－基本知识 Ⅳ. ①R179

中国版本图书馆CIP数据核字(2022)第233114号

农村儿童保健知识手册

NONGCUN ERTONG BAOJIAN ZHISHI SHOUCE

出版发行　贵州出版集团　贵州科技出版社

地　　址　贵阳市观山湖区会展东路 SOHO 区 A 座（邮政编码：550081）

出 版 人　王立红

经　　销　全国各地新华书店

印　　刷　贵州新华印务有限责任公司

版　　次　2023 年 5 月第 1 版

印　　次　2023 年 5 月第 1 次

字　　数　46 千字

印　　张　2.5

开　　本　787 mm x 1092 mm　1/32

定　　价　12.00 元

“贵州乡村振兴”书系编委会

“农村健康生活知识手册”丛书编委会

主　编：杨光红　刘　涛

副主编：李进岚　周光荣　叶新贵　郭　华

编　委：（按姓氏笔画排序）

王艺颖　韦　杰　叶新贵　冯　军

吉　维　朱　玲　任豫晋　向　杰

刘　涛　刘　浪　李进岚　李海蛟

杨　静　杨光红　吴延莉　吴明军

何昱颖　余丽莎　余昭锐　汪姜涛

宋鸿碧　张　佼　张　骥　张益霞

陈　琦　陈慧娟　罗成功　周　婕

周亚娟　周光荣　赵否曦　胡远东

姚蕴桐　贺瑶瑶　徐莉娜　郭　华

蒋茂林　嵇云鹏

总序

“贵州乡村振兴”书系诞生于如火如荼实施的“乡村振兴”战略大背景之中，从立意、策划、约请作者、编辑书稿、整体设计，直至当前首批成果即将付梓，时间已过去三年。三年中，书系历经多次思路的调整和具体方案的修改，人事也多有变更，但书系所有参与者为乡村种植、养殖产业发展提供技术服务，为乡村生态文明建设提供价值引领，为乡村振兴取得新成果进行总结与宣传的“初心”，迄今没有改变。

编辑出版“贵州乡村振兴”书系，主要目的是让最前沿的科学知识和成熟的实用技术尽快转化为解决实际问题的要素和生产力提升的推进器，伴随着“贵州乡村振兴”书系抵达田间地头，“飞入寻常百姓家”。在中国这样有着悠久历史的农业大国，农业科学技术日新月异，不断地推动着种植业、养殖业的发展；与此同时，我国是人口大国，为人民健康保驾护航的医学同样发展迅速。快速发展意味着科学知识、实用技术更新迭代的加快，只有使用最新的成熟技术和知识，才能为贵州产业发展、生态环保、健康生活提供保障，满足广大群众的期盼和渴求。书系中的各个板块，都力图将相关领域最新科学知识和技术化繁为简、化难为易，让阅读该书的广大群众尽快掌握和运用。

在形式上，书系以图文搭配、图文互彰的活泼形式，让严谨的科技知识更易被普通群众接受。书系的主要服务对象为活跃在田间地头的科技特派员、村里的种植户与养殖户（包括合作社、公司等负责人）、农村特殊人群（如患常见疾病的病人、职业病病人、孕产妇、老年人、儿童等）、驻守一线的村干部、返乡大学生、农技员等，如何将正确的理念、前沿的知识、优秀的技术“接地气”地传达给他们，经调查研究、试验、甄别，参考优秀“三农”图书，最终，我们采用科普读物、学术专著兼具，但对科普有所偏重的组织架构。其中，科普读物采用清晰明了的图片配合简明易懂的文字这一出版形式：文字简洁，可以让读者直接抓住实用知识和信息，不走弯路，节省时间；清晰的图片、图示，既可将方块字、数据蕴含的信息图像化、可视化，又能丰富和补充文字信息，甚至呈现出由于文字自身的模糊性而无法清楚传递的信息。活泼的设计也有助于调节视觉疲劳和阅读节奏，让纯粹以获取知识和技能、解决问题和困难为目的的阅读不再枯燥乏味。此外，书系中大部分图书采用了口袋书设计，便于携带。

目　录

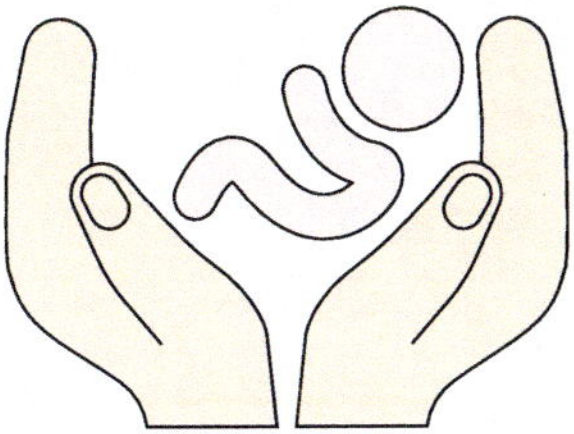

第一篇

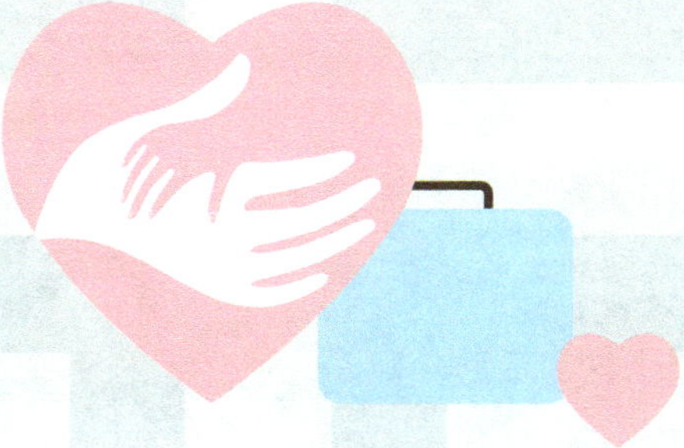

儿童保健是什么？

儿童保健的定义

儿童保健指通过一系列综合性的措施，关注、促进和维护儿童的身体健康、心理健康和社会健康。它涵盖了儿童从出生到成年期的全面发展和健康状况，并强调通过预防、早期识别和干预来促进儿童健康。

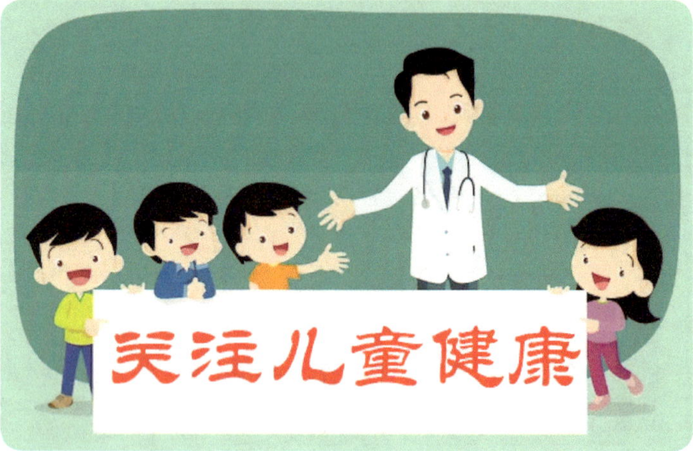

儿童保健的目标

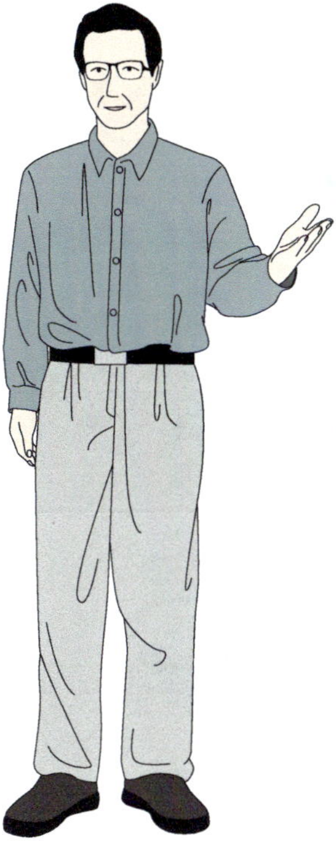

儿童保健的首要目标是确保儿童在身体、心理和社会层面的全面健康发展。它旨在提供安全的、有利于成长的环境，预防疾病和损伤，促进儿童的身体发育、认知发展，培养情感认知和社交技能，从而帮助他们挖掘自身的潜力。

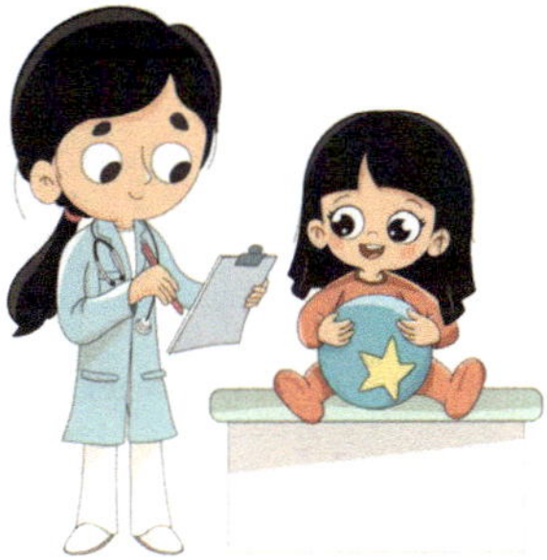

儿童保健的综合性

医疗保健

医疗保健包括儿童的疾病预防、治疗、康复、健康监测和定期体检等。医疗保健机构是提供儿童保健的重要场所。医务人员通过儿童的生长发展情况监测、体格检查和疫苗接种等手段，确保儿童身体健康，并及时发现和处理健康问题。

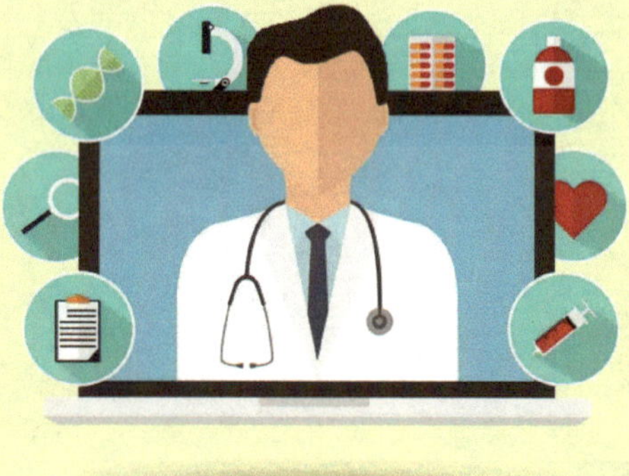

营养保健

儿童在成长发育期间对营养的需求特别高，因此需要关注儿童的饮食和营养状况。通过营养保健提供合理的膳食指导和营养补充，确保儿童获得充足的营养物质，促进儿童健康生长和发育。

卫生保健

儿童保健强调保持良好的个人卫生习惯和环境卫生。培养儿童养成正确的洗手、刷牙、洗澡等卫生习惯，可预防传染病和其他健康问题的发生。此外，还须保持室内外环境的清洁和卫生，减少污染物对儿童健康的影响。

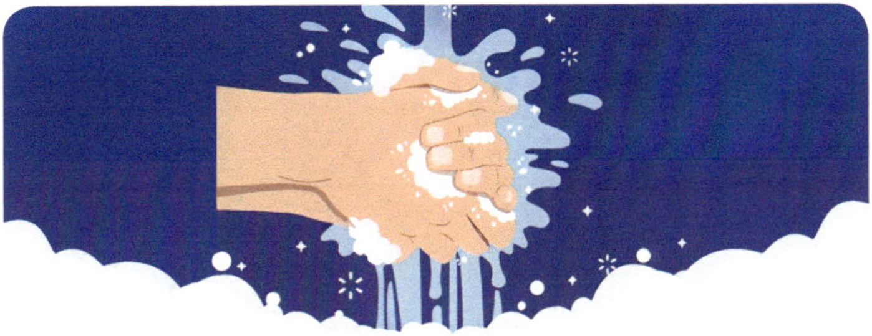

心理健康保健

心理健康对于儿童的全面发展至关重要。儿童保健应注重培养儿童的积极情绪、自信心和适应能力，提供心理健康支持和辅导，帮助儿童处理情绪问题、应对学习压力和建立良好的人际关系。

预防疾病和接种疫苗

儿童保健强调疾病的预防和控制，通过普及疾病预防知识、加强传染病监测和控制措施，减少疾病的发生和传播。儿童疫苗接种是预防传染病的有效手段，可保障儿童的免疫健康。

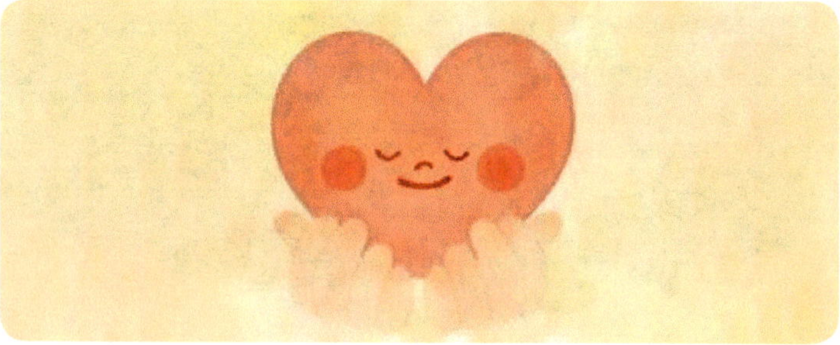

各年龄段儿童保健重点

在我国，儿童定期保健的时间和内容通常按照《全国儿童保健工作规范（试行）》执行。

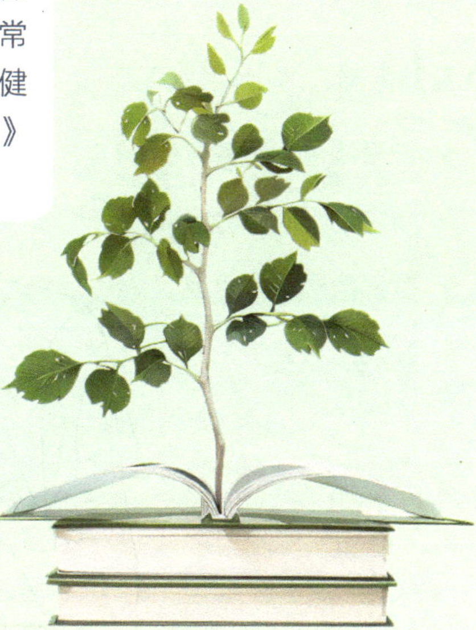

新生儿期（出生后至满月）保健

★ 健康体检和新生儿出生缺陷筛查。

★ 母乳喂养指导和育儿知识普及。

★ 新生儿生活护理指导和安全知识传授。

1 月龄保健

★ 健康体检和发育评估。

★ 新生儿听力筛查。

★ 营养指导和喂养建议。

★ 婴儿个人卫生指导。

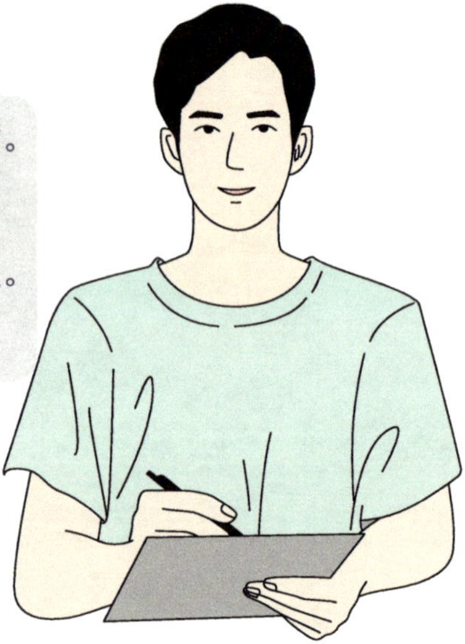

3 月龄保健

★ 健康体检和发育评估。

★ 新生儿听力筛查（如果前期未完成）。

★ 疫苗接种（根据国家免疫规划执行）。

★ 饮食指导和补充维生素D。

★ 家庭环境评估和安全指导。

6 月龄保健

★ 健康体检和发育评估。

★ 疫苗接种（根据国家免疫规划执行）。

★ 人工喂养指导或辅食添加指导。

★ 预防意外伤害和儿童安全指导。

★ 早期口腔保健宣传教育。

12 月龄保健

★ 健康体检和发育评估。

★ 疫苗接种（根据国家免疫规划执行）。

★ 语言和认知发展评估。

★ 饮食指导和预防营养不良宣传教育。

★ 预防意外伤害和儿童安全指导。

1 岁以后

中国儿童的定期保健通常会持续到6岁或7岁，每年进行1次或多次保健，内容包括身体健康评估、疫苗接种、生长发育评估、营养指导、心理健康评估、口腔保健和健康教育等。具体的时间和内容会根据儿童的年龄和国家政策进行调整和安排。

生长发育评估

身高和体重测量

通过测量儿童的身高和体重，可以评估他们的生长情况。这些数据可以与匹配了年龄和性别的标准生长曲线中的数据进行比较，以此判别儿童的生长发育是否在正常范围内。

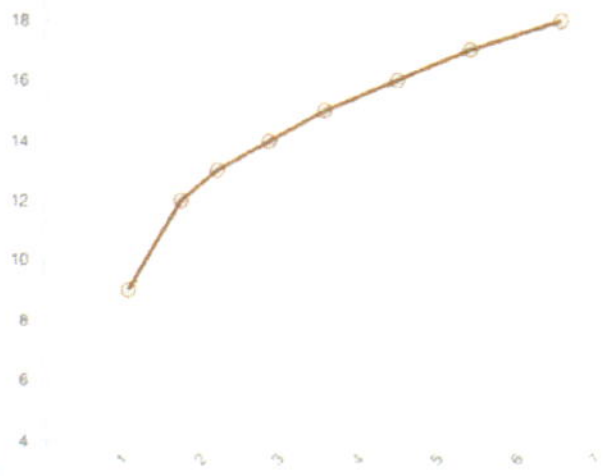

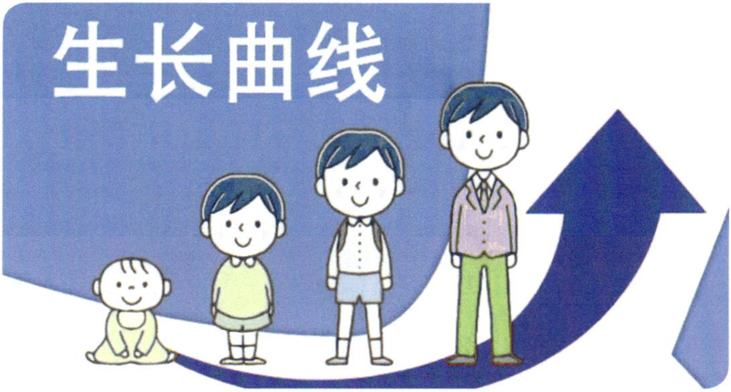

头围测量

头围是评估婴儿和幼儿脑部发育的重要指标。通过测量头围的大小，并与同年龄儿童的标准值进行比较，可以判别儿童的头部生长是否正常。

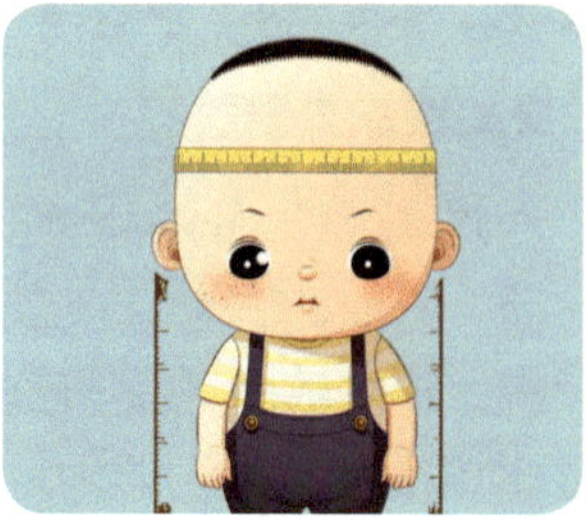

发育里程碑评估

发育里程碑是指儿童在不同年龄阶段获得的技能，如抬头、坐立、爬行、走路、说话等，说通俗点就是儿童发展的“成就”被称为“里程碑”。医生或保健专业人员会观察儿童的发育表现，并与预期发育里程碑进行比较，以判别儿童的发育是否正常。

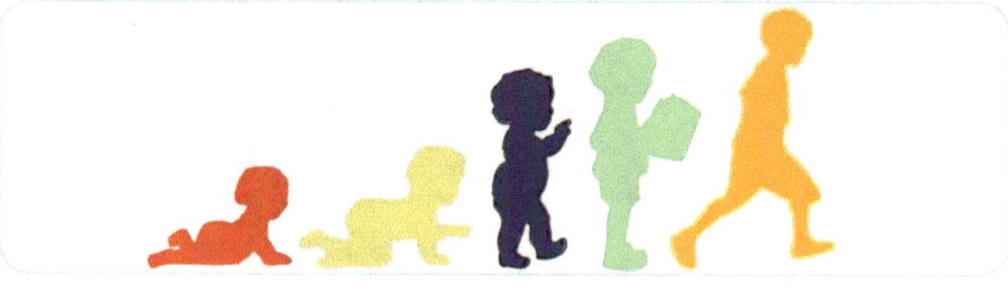

骨龄评估

骨龄评估是通过X线检查儿童的手腕和手指骨骼，判断儿童骨骼的发育情况和与年龄的相符度。骨龄评估可以提供有关儿童骨骼发育和生长潜力的信息。

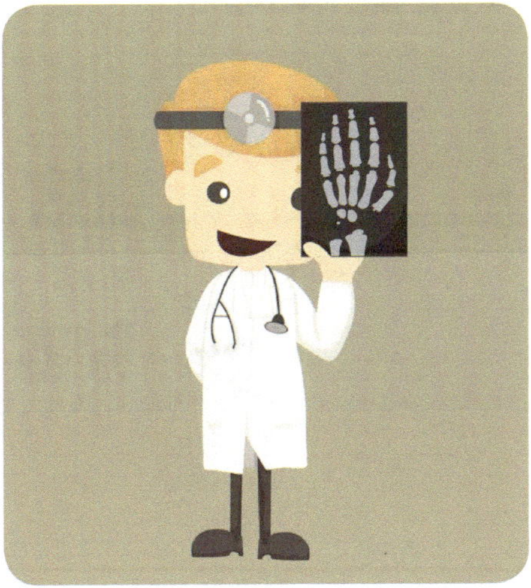

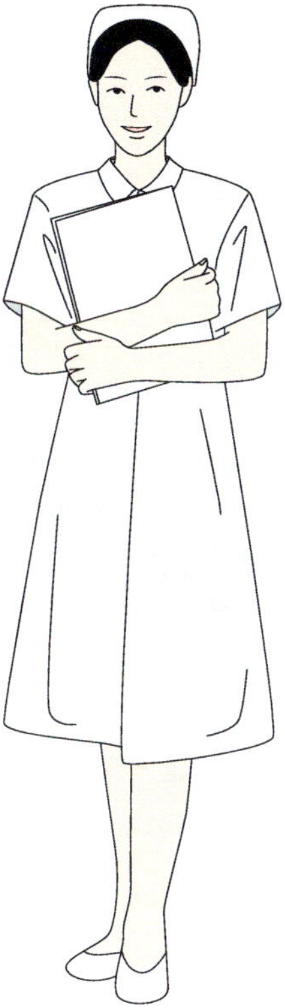

性征发育评估

对于青春期儿童，医生会评估他们的性征发育情况，包括乳房发育、月经开始、男性生殖器发育等。这有助于判断儿童是否按照正常的生理发育轨迹生长。

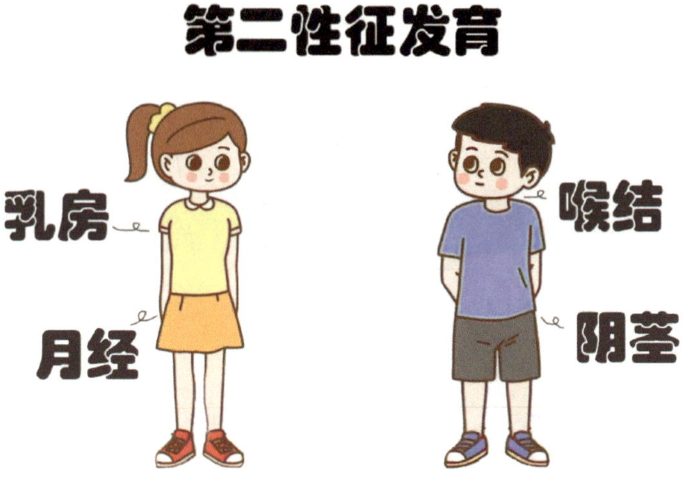

第二篇

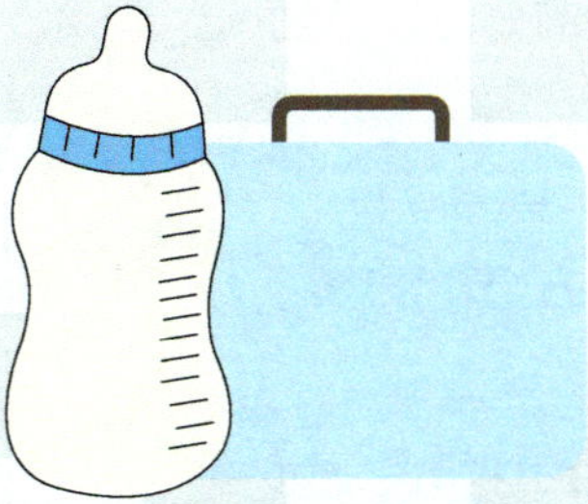

儿童保健方式有哪些？

母乳喂养

母乳喂养对婴儿的好处

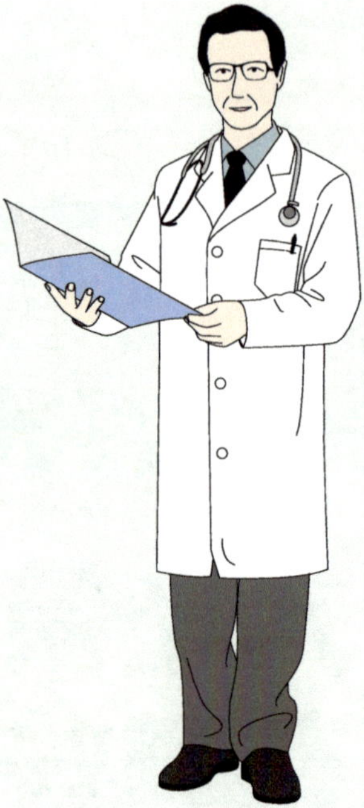

★ 母乳能为婴儿提供理想的营养：母乳几乎完美地混合了婴儿生长所需的一切营养物质——维生素、蛋白质和脂肪等。

★ 母乳比婴儿配方奶粉更容易消化。

★ 母乳中含有免疫球蛋白，可以帮助婴儿对抗病毒和细菌，降低婴儿被感染的概率。

★ 可以降低婴儿患感冒、腹泻、中耳炎的风险。

★ 有助于预防婴儿食物过敏。

★ 可以增加婴儿的安全感。

母乳喂养对母亲的好处

★ 有助于消耗热量，帮助需要减肥的母亲更快减肥。

★ 有助于释放催产素，帮助母亲的子宫恢复到怀孕前的大小，并能降低产后子宫出血的概率。

★ 降低母亲患乳腺癌和卵巢癌的风险。

★ 降低母亲患骨质疏松症的风险。

★ 可以帮助母亲节省为婴儿冲泡奶粉的时间，帮助家庭节约金钱。

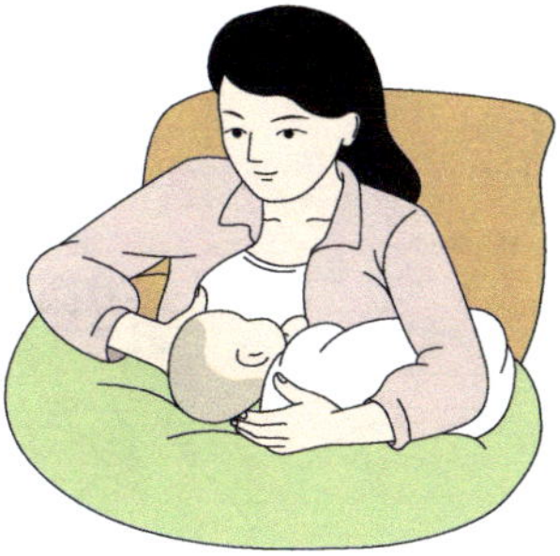

母乳喂养姿势

摇篮式：

最传统的姿势，有助于母亲空出一只手。

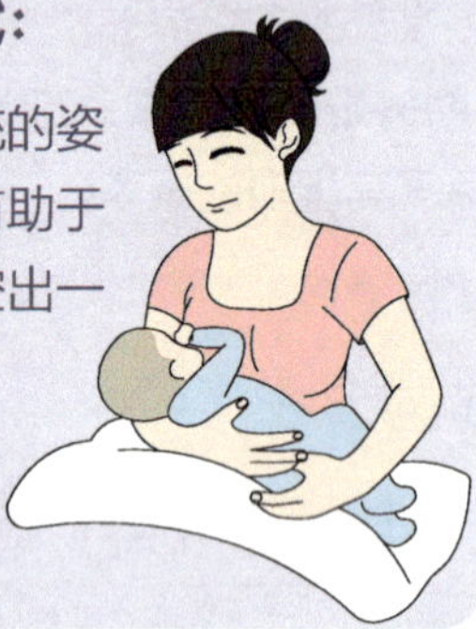

橄榄球式：

适合剖宫产术后的母亲或小个头宝宝。

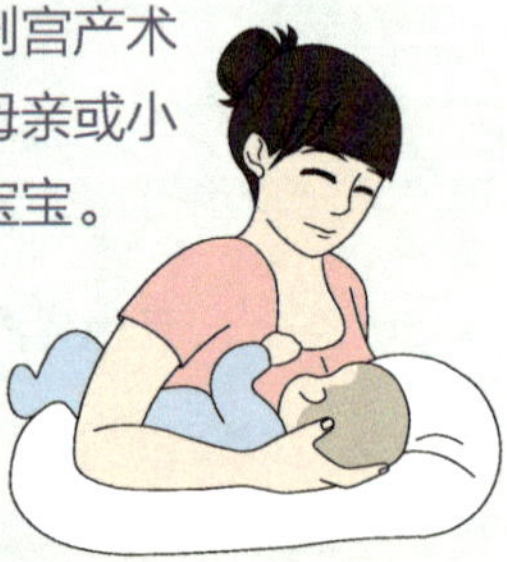

交叉式：

刚开始母乳喂养有困难的母亲可以尝试这个姿势。

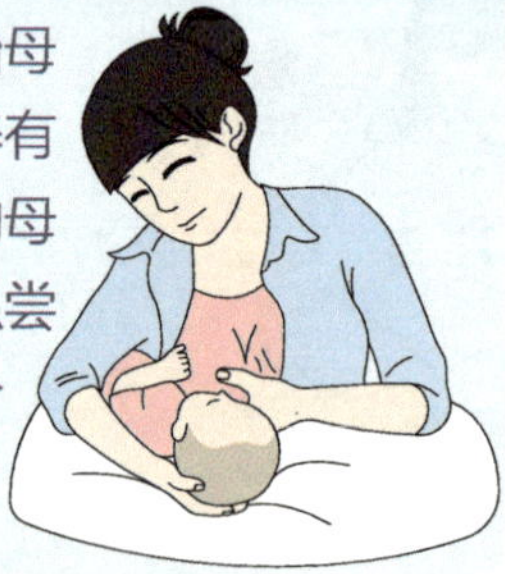

侧卧式：

适合剖宫产术后、正常分娩后第一天以及夜晚喂奶的母亲。

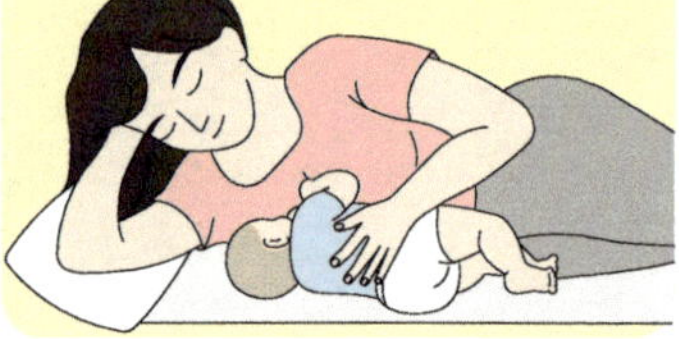

婴儿饥饿的表现

早期（刚有点饿）表现

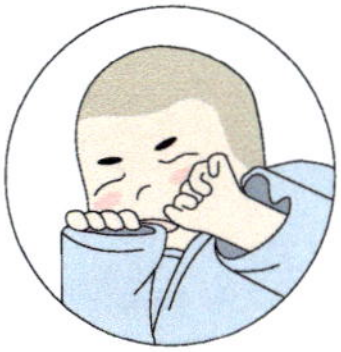
不安

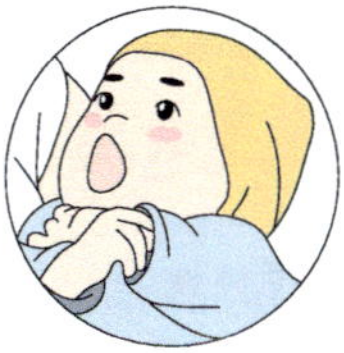
张嘴

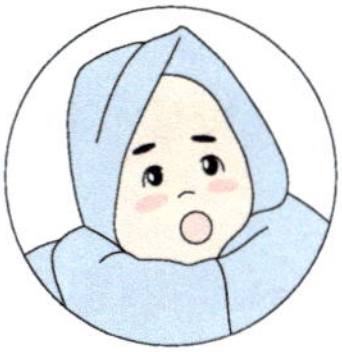
觅食

中期（饿了一会）表现

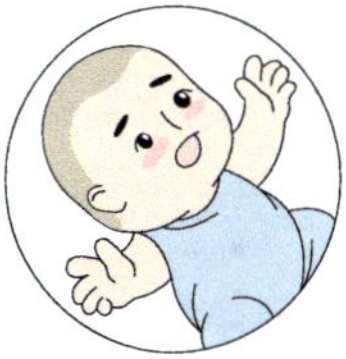
身体伸张

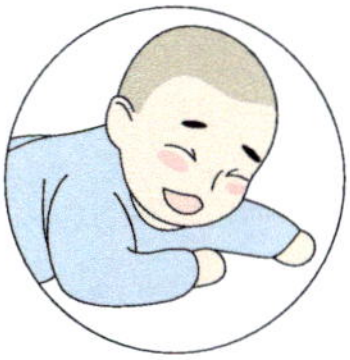
身体活动增加

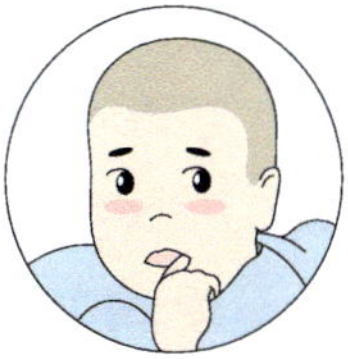
吮手指

后期（十分饥饿）表现

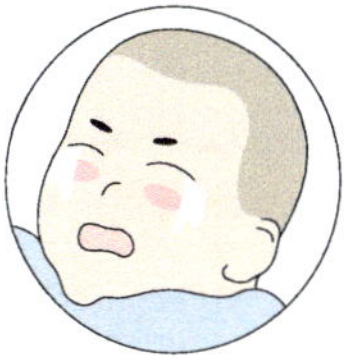
哭

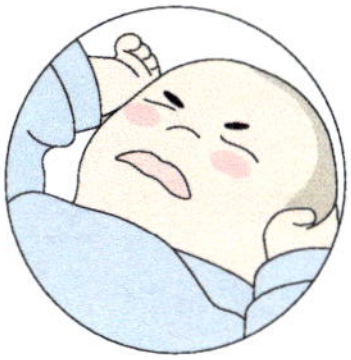
闹

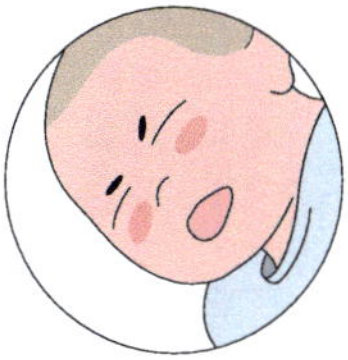
面红

母乳喂养要点

母乳喂养是新生儿理想的喂养方式。以下是一些母乳喂养的要点：

★ **创造良好的喂养环境：**选择一个安静、舒适的地方进行喂养，确保母亲和婴儿都感到放松和舒适。

★ **频繁而及时地哺乳：**新生儿需要经常吃奶，建议每次喂养间隔2~3小时。根据婴儿的需求，哺乳时间可能会有所不同，但尽量不要让婴儿超过4小时没有进食。

★ **按需喂养：**母乳喂养是一种按需供应的方式，应根据婴儿的需求来喂养。当婴儿表现出饥饿的迹象，例如吮吸手指、舔嘴唇、转动头部时，应及时哺乳。

★ **喂养姿势正确：**确保母亲和婴儿都保持舒适的姿势。母亲应该坐直，婴儿的脸应正对乳头，确保婴儿张开嘴巴，嘴唇贴紧乳房，使乳头和大部分乳晕都进入婴儿的口中。

★ **观察喂养的迹象：**观察婴儿的吮吸和吞咽动作，确保婴儿正确地吸食乳汁。如果婴儿吸吮的声音变得浅或嘴巴中止吮吸动作，可能是需要换另一侧乳房或休息一下。

★ **持续喂养：**确保婴儿吸吮乳房的时间足够长，婴儿吸吮每个乳房时间通常在10~20分钟之间，以确保他们获得足够的前奶和后奶。前奶是乳房最初流出的清淡乳汁，后奶是乳房中较丰满、脂肪含量较高的乳汁。

★ **保持乳房卫生：**在喂养前后用温水轻轻清洗乳房，避免使用肥皂或清洁剂。在喂养前不需要特别刺激乳头，新生儿吮吸可以刺激乳头产生更多的乳汁。

★ **饮食和水分摄入：**作为母亲，保持良好的饮食和水分摄入非常重要，以确保产生足够的乳汁。如多喝水，均衡饮食，摄取足够的蛋白质、维生素和矿物质。

辅食添加信号

婴儿可添加辅食的信号

- ★ 能够独坐或有背部支撑可独坐。
- ★ 能够控制头部和颈部。
- ★ 当有人喂食物时会张开嘴。
- ★ 能够吞咽食物，而不是把食物吐出。
- ★ 能够把东西送到嘴里。
- ★ 能够试着抓住小物件，比如玩具等。
- ★ 能够将食物从舌头前部转移到舌头后部以便吞咽。

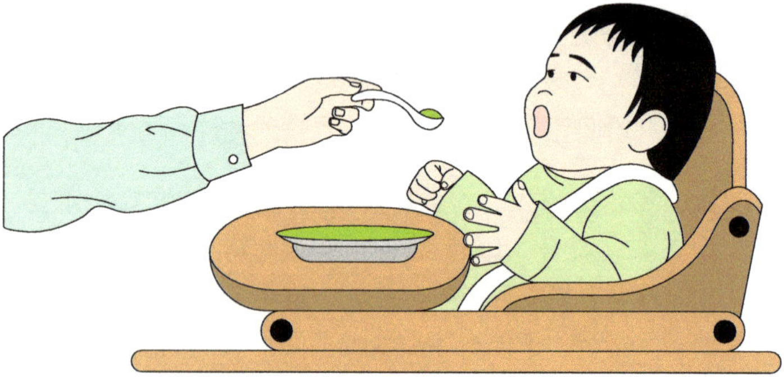

辅食添加原则

时　间

婴儿 4~6 个月大时。

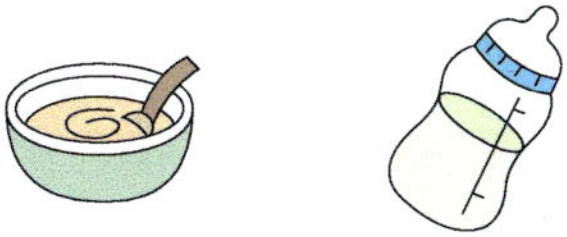

基本原则

★ **从单一到多样：**从一种新食物开始，以米糊为宜，同时观察宝宝是否有过敏反应。每种新食物应持续 5 天，若宝宝出现胀气、腹泻、起疹子等过敏症状应立即停止，待宝宝症状消失后酌情尝试添加。

★ **从稀到稠：**根据宝宝出牙情况和消化功能情况，从液体开始，逐渐增加食物的黏稠度，让宝宝肠道对食物有个适应过程。

★ **从细到粗：**先从柔软的米糊、蔬菜泥、水果泥等糊泥状食物开始，随着宝宝咀嚼能力的提高，逐步向小颗粒状食物过渡，最后到宝宝可手拿着吃的小块固体块状食物。

★ **从少到多：**开始喂食时，分量约一小勺（婴儿勺），待宝宝适应新食物后再逐步增加，以温和的、循序渐进的方式让宝宝逐渐爱上吃辅食。

注意事项

★ 添加的第一种辅食一定是含铁米粉。

★ 注意可能引起过敏的食物，如牛奶、鸡蛋、鱼、贝类、坚果、小麦、大豆和芝麻等。

★ 孩子1岁前，不建议喝牛奶或强化大豆饮料。

★ 如果孩子有严重的湿疹和/或鸡蛋等过敏，应当去看医生。

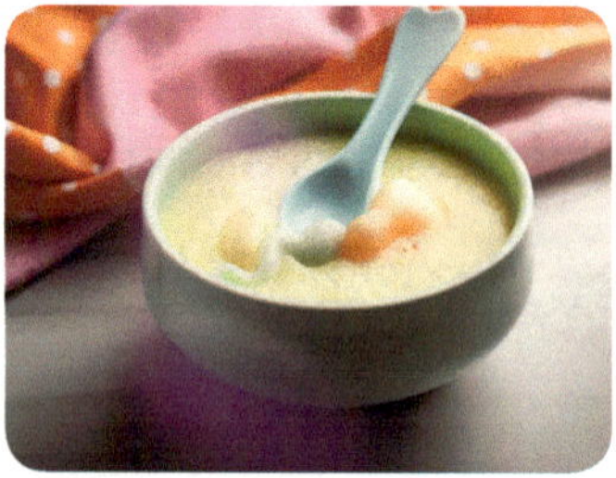

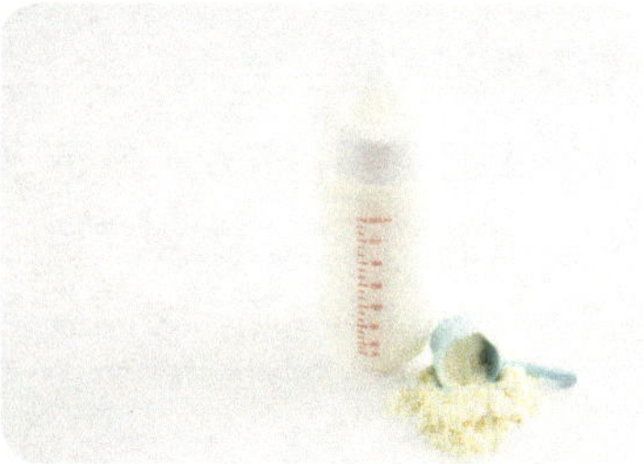

过渡期食物的引入

辅食过渡期指婴儿从添加辅食（4~6月龄）到1岁龄这段时间。过渡期食物的引入见表1。

表1　过渡期食物的引入

<table>
<tr><th rowspan="2">月龄</th><th colspan="2">食物</th><th colspan="2">餐次</th><th rowspan="2">备注</th></tr>
<tr><th>种类</th><th>性状</th><th>主要基础食物</th><th>其他基础食物</th></tr>
<tr><td>4~6</td><td>第一阶段食物</td><td>泥状食物</td><td>每日喂5~6次奶，每日奶量为800~900毫升</td><td>逐渐加至1餐</td><td rowspan="4">定时用餐、断夜奶</td></tr>
<tr><td>7~9</td><td rowspan="3">第二阶段食物</td><td>末状食物</td><td>每日喂4~5次奶，每日奶量为700~800毫升</td><td>1~2餐</td></tr>
<tr><td rowspan="2">10~12</td><td>碎状食物</td><td rowspan="2">每日喂4次奶，每日奶量为600~800毫升</td><td rowspan="2">2餐</td></tr>
<tr><td>指状食物</td></tr>
</table>

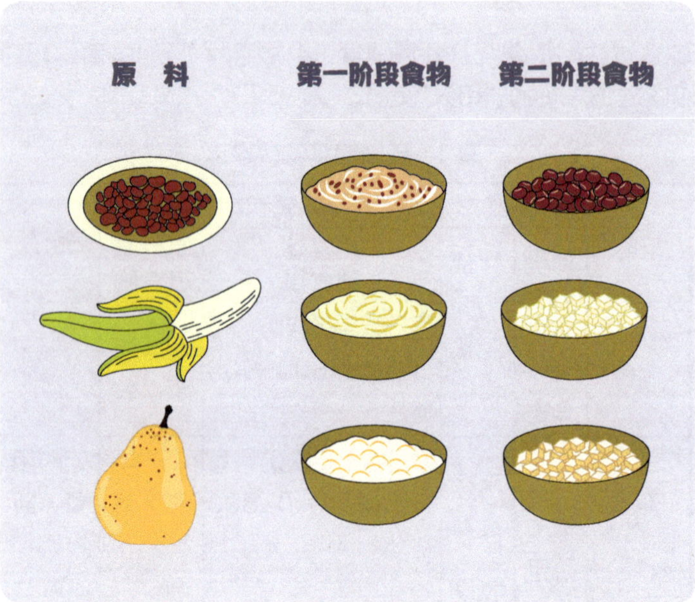
原　料
第一阶段食物
第二阶段食物

准备食物的一些建议

可将辅食与母乳、配方奶粉或水混合，便于宝宝吞咽。

将蔬菜、水果和其他食物捣碎或捣成泥，直到它们变得光滑易咽。

一些比较硬的水果和蔬菜，比如苹果和胡萝卜等，通常需要煮熟，这样它们可以很容易地被捣碎或捣成泥。

烹调食物，直到食物足够软，可以很容易地被捣碎。

烹调肉类前，要去除肉上附着的所有脂肪、皮和骨头。

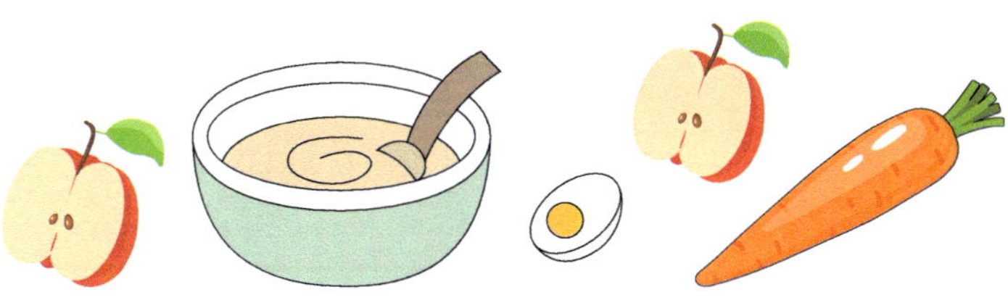

把水果去籽和硬核，然后切成很小的块或碎粒。

把软的食物切成小块或薄片。

将食物切成短而细的条，而不是圆形颗粒，否则容易卡在呼吸道中。

把小的球形食物，如葡萄、樱桃等，切成很小的块或碎粒。

将燕麦、大麦、小麦等混合谷物煮熟后，再磨碎或捣碎。

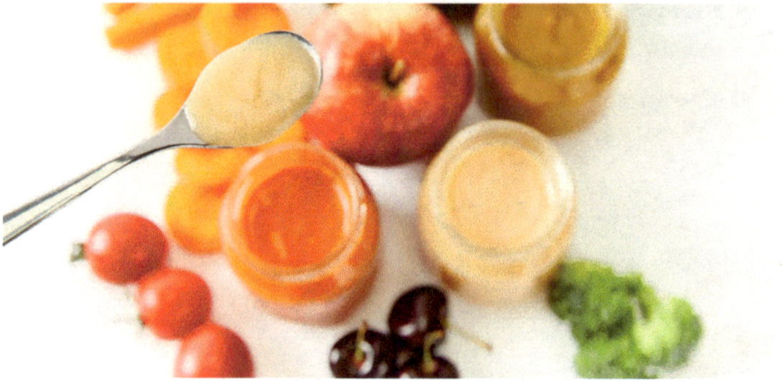

预防接种

康博士，为什么要给儿童接种疫苗呢？

接种疫苗就是通常说的“打预防针”。儿童接种疫苗是为了让身体内产生相应的抗体，提高儿童抵抗传染病的能力，预防传染病如流行性脑炎、麻疹、水痘等的发生。

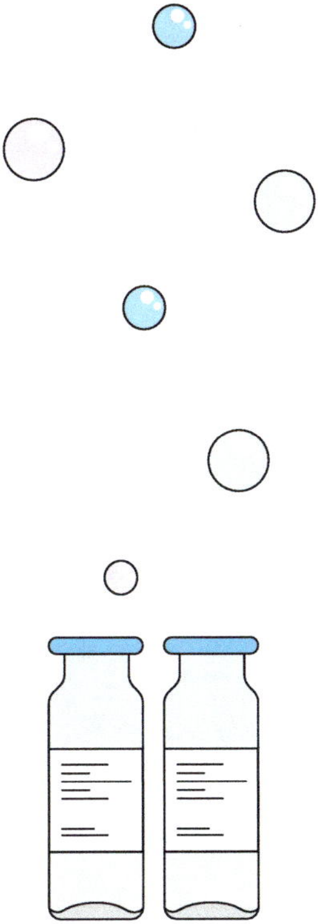

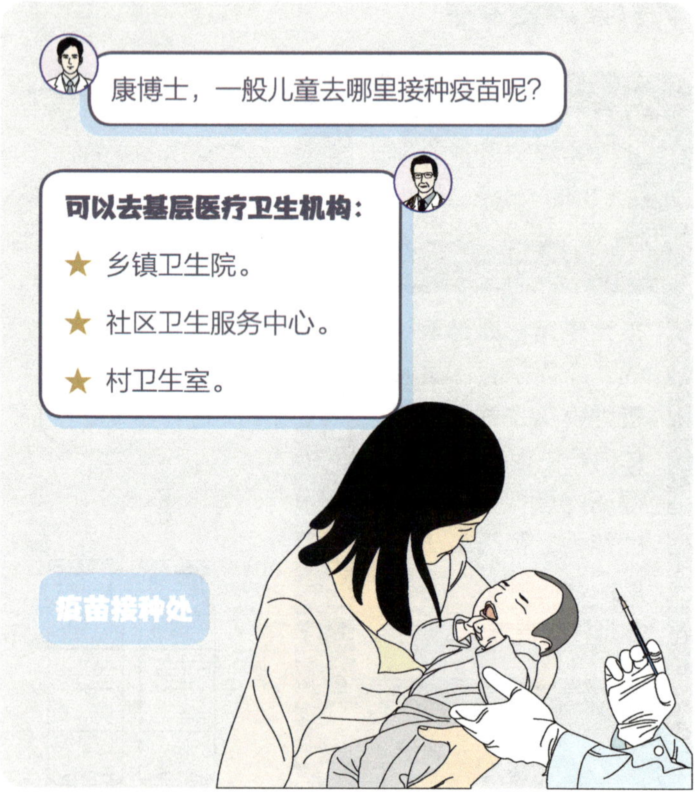
康博士，一般儿童去哪里接种疫苗呢?
可以去基层医疗卫生机构：
★ 乡镇卫生院。
★ 社区卫生服务中心。
★ 村卫生室。
疫苗接种处

计划内疫苗（一类疫苗）

计划内疫苗，就是国家规定纳入计划免疫，宝宝出生后必须进行接种的疫苗，属于免费疫苗。具体的接种疫苗时间、名称及预防的传染病等见表2。

表 2　国家免疫规划疫苗

可预防疾病	疫苗种类	接种年龄							
		出生	1月	2月	3月	4月	5月	6月	8月
乙型病毒性肝炎	乙肝疫苗	1④	2					3	
结核病①	卡介苗	1							
脊髓灰质炎（小儿麻痹症）	脊灰灭活疫苗			1	2				
	脊灰减毒活疫苗					3			
百日咳、白喉、破伤风	百白破疫苗				1	2	3		
	白破疫苗								
麻疹、风疹、流行性腮腺炎	麻风腮疫苗								1
流行性乙型脑炎②	乙脑减毒活疫苗								1
	乙脑灭活疫苗								1、2
流行性脑脊髓膜炎	A 群流脑多糖疫苗							1	
	A+C 群流脑多糖疫苗								
甲型病毒性肝炎③	甲肝减毒活疫苗								
	甲肝灭活疫苗								

续　表

可预防疾病	疫苗种类	接种年龄						
		9月	18月	2岁	3岁	4岁	5岁	6岁
乙型病毒性肝炎	乙肝疫苗							
结核病①	卡介苗							
脊髓灰质炎（小儿麻痹症）	脊灰灭活疫苗							
	脊灰减毒活疫苗					4		
百日咳、白喉、破伤风	百白破疫苗		4					5
	白破疫苗							
麻疹、风疹、流行性腮腺炎	麻风腮疫苗		2					
流行性乙型脑炎②	乙脑减毒活疫苗			2				
	乙脑灭活疫苗			3				4
流行性脑脊髓膜炎	A 群流脑多糖疫苗	2						
	A+C 群流脑多糖疫苗				3			4
甲型病毒性肝炎③	甲肝减毒活疫苗		1					
	甲肝灭活疫苗		1	2				

注:

①主要指结核性脑膜炎、粟粒性肺结核等。

②选择乙脑减毒活疫苗接种时，采用两剂次接种程序。选择乙脑灭活疫苗接种时，采用四剂次接种程序。

③选择甲肝减毒活疫苗接种时，采用一剂次接种程序。选择甲肝灭活疫苗接种时，采用两剂次接种程序。

④指在相应年龄需要接种的针次。

儿童疫苗接种的注意事项

★ 注射脊灰疫苗后40分钟内通常不能吃热的食物。

★ 注射百白破疫苗后当天严禁洗澡，24小时后注射部位如果出现红肿、硬痂，则必须热敷，每天3~5次，一直坚持到消肿为止。

★ 注射乙肝疫苗当天不能洗澡。

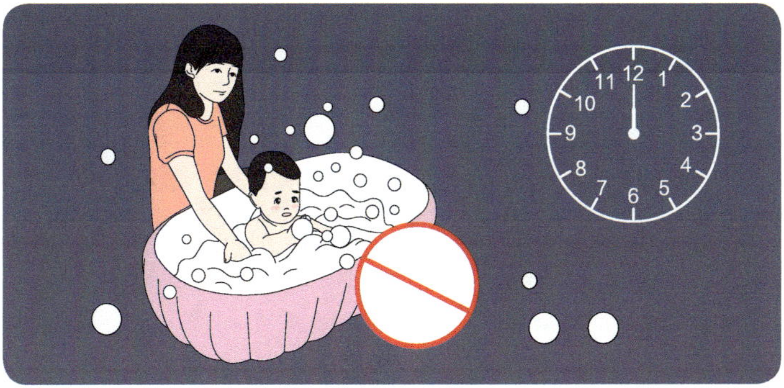

★ 注射某种疫苗后，如果出现严重的不良反应，如虚脱、休克、痉挛、脑病，或者出现重度的过敏反应，不应给予以后针次的接种或者加强免疫。

★ 患有神经系统疾病（例如癫痫或者脑病）的儿童，不应接种含有全细胞的百白破疫苗、A群（或A+C群）流脑多糖疫苗、乙脑减毒活疫苗。

★ 患有免疫缺陷病或使用免疫抑制剂的儿童，不应接种活疫苗。

★ 儿童在患传染病期间，甚至在传染病恢复期，都要暂缓接种。

★ 患有严重器质性疾病（如活动性肺结核），以及其他严重的肝脏、肺脏、肾脏等疾病的儿童，应暂缓接种。

★ 儿童发热期间暂缓接种。

⚠ 注意：患急性疾病时，所有疫苗暂缓接种。

第三篇

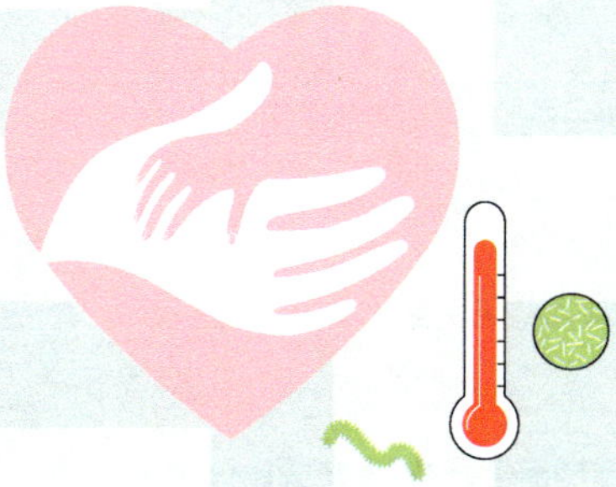

儿童常见疾病有哪些？

发　热

什么是发热？

发热，指腋温 > 37.3 ℃或肛温 > 38 ℃。

★ 发热不是一种疾病，而是一种生理反应。

★ 没有证据表明发热会使病情更严重。

★ 适度发热可以减缓细菌和病毒的生长，增强人体免疫力。

★ 体温接近 40 ℃时，对身体不利。

如何定义儿童发热

- > 41 ℃　超高热
- 39.1~41 ℃　高热
- 38.1~39 ℃　中度发热
- 37.3~38 ℃　低热

为什么会发热?

★ 感染。各种病原体感染,包括细菌、病毒、支原体、真菌、寄生虫等。

★ 接种疫苗后发热。这是3~36月龄儿童非感染性发热最常见的原因。

★ 其他非感染性病因引起的发热。包括川崎病、药物热、中枢神经系统功能障碍、恶性肿瘤(如白血病)和慢性炎症性疾病(如炎症性肠病和幼年特发性关节炎)等。

出现发热怎么办？

3 个月以下婴儿必须及时到医院就诊。

3个月以上儿童可采取以下措施：

降低儿童体温：多补充液体，减少活动。

体温 < 38.5 ℃：物理降温，即用温水擦拭脖子、腋窝、大腿根部等处。

体温 ≥ 38.5 ℃：采用物理降温后，如果体温没有下降，则可以口服退烧药。

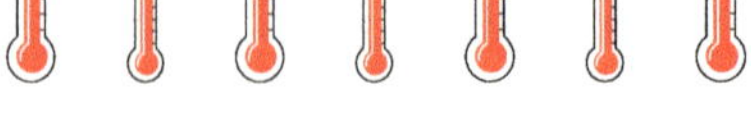

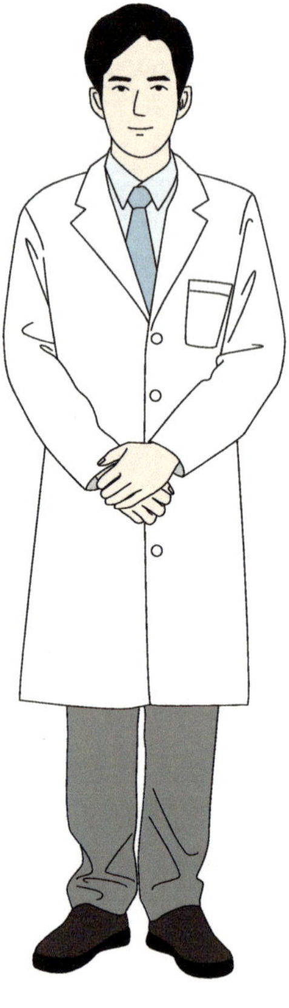

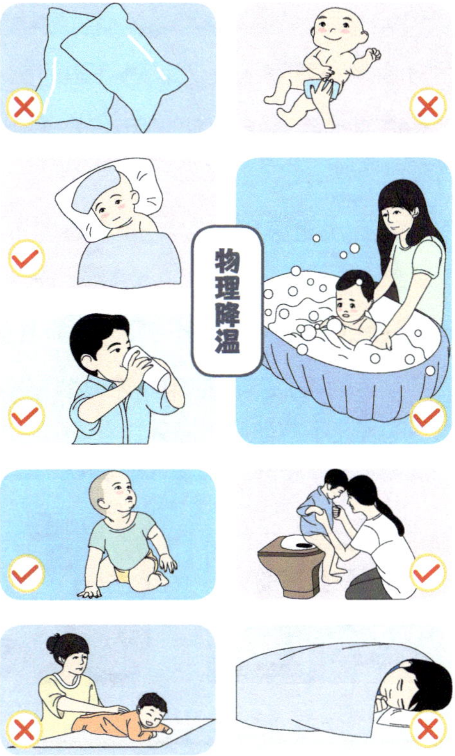

冰袋降温 酒精擦浴

温水湿敷额头 洗温水澡

多喝水

少穿衣服 保证排便

多穿衣服 捂被子

退烧药

★ 常用的退烧药有布洛芬、对乙酰氨基酚等。

★ 对乙酰氨基酚每 4~6 小时服用 1 次，24 小时内不得超过 5 次。

★ 布洛芬每 6 小时服用 1 次，24 小时内不得超过 4 次。

★ 不建议联合或交替使用布洛芬和对乙酰氨基酚。

★ 3 个月以下的婴儿不应使用对乙酰氨基酚，6 个月以下的婴儿不应使用布洛芬。

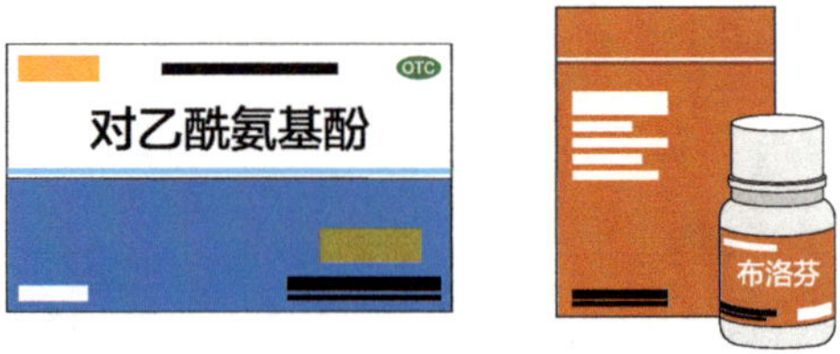

热性惊厥（发热抽筋）

什么是热性惊厥?

热性惊厥是发热引起的一种抽搐样发作形式。

表现为突然发作的全身性或局限性肌群强直性和阵挛性抽搐，多伴有意识障碍，持续时间短。

★ 儿童发病年龄多为 6 个月～ 6 岁。

★ 5 岁以内儿童热性惊厥在我国的发病率为 3.9%。

★ 常发生于孩子体温升高的阶段。

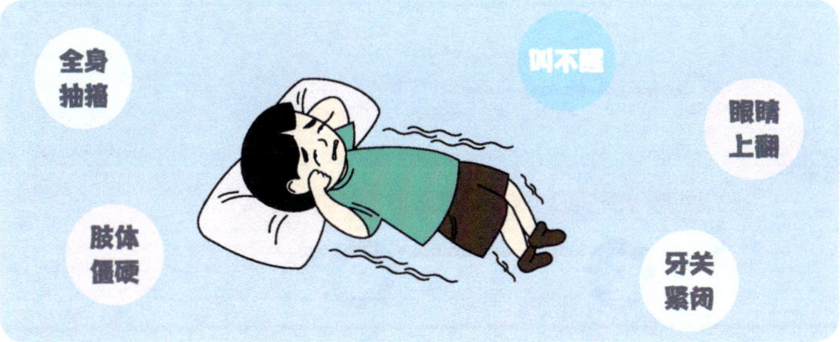

出现热性惊厥怎么办?

★ 让孩子侧卧。

★ 不要往孩子口中塞入任何东西，也不要尝试阻止抽动。

★ 记录惊厥持续时间，一般孩子经过 3~5 分钟会自然缓解，如果持续 5 分钟以上，应及时呼叫救护车。

★ 对出现过热性惊厥的儿童，在发热性疾病期间使用退烧药可减轻不适，降低此次发热期间的热性惊厥复发概率。

★ 热性惊厥不会损伤脑部，也不意味着孩子将终身存在惊厥类疾病。

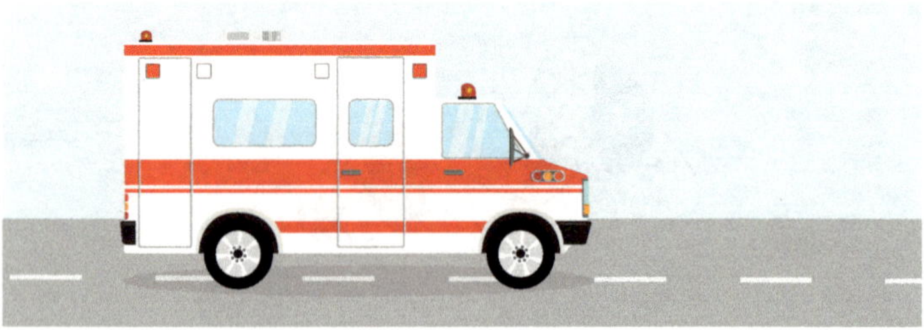

急性上呼吸道感染

什么是急性上呼吸道感染?

★ 急性上呼吸道感染是指鼻腔、咽部、喉部的急性炎症。

★ 这是儿童最常见的疾病，6岁以下儿童平均每年感染6~8次，较年长的儿童平均每年感染2~4次。

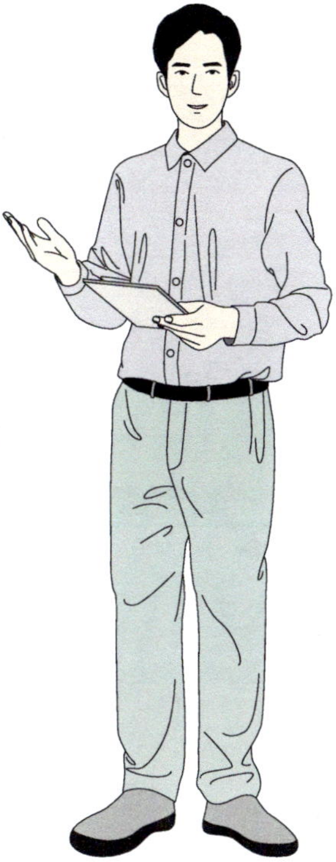

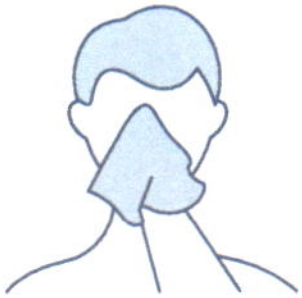

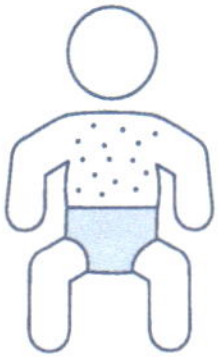

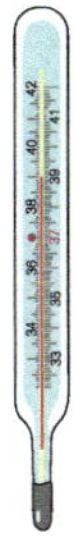

★ 主要由病毒引起，部分由细菌导致。

★ 症状轻者通常可以自己恢复，重者通过服食药物可以恢复。但部分抵抗力差的儿童，其病症有可能演变为支气管炎、肺炎或中耳炎等。

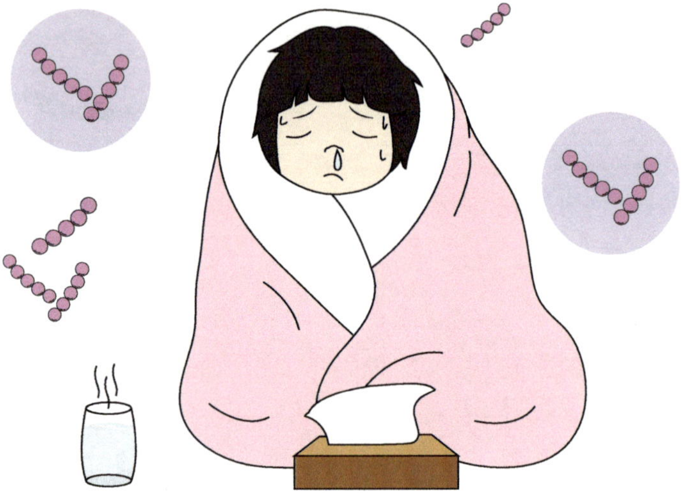

急性上呼吸道感染的表现有哪些？

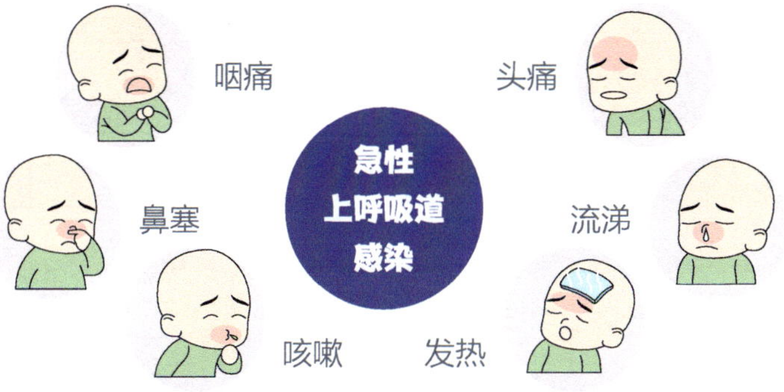

发热： 幼儿普通感冒早期的主要表现。

鼻部表现： 鼻塞、流涕、打喷嚏等是儿童急性上呼吸道感染的常见表现。

咳嗽： 超过2/3的普通感冒会出现咳嗽。

其他表现： 常见咽痛（通常是早期表现）、声音嘶哑、头痛、易激惹（指不适当反应过度的一种精神病理状态， 如烦恼、急躁或愤怒）、睡眠困难、食欲下降、颈前淋巴结肿大和结膜充血，呕吐、腹泻少见。

出现急性上呼吸道感染怎么办？

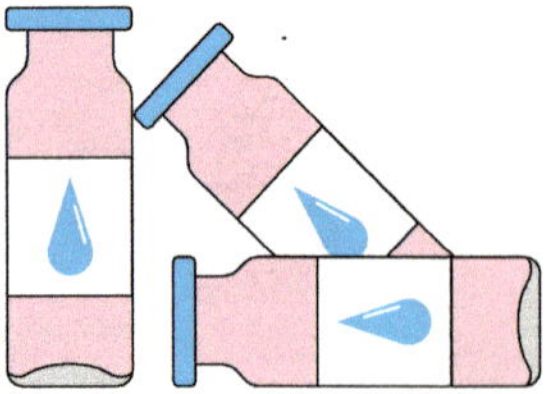

★ 如无必要，不使用抗生素。

★ 普通感冒不需要使用抗病毒药物，流行性感冒可在医师指导下使用抗病毒药物。

对症治疗措施：

退热：对乙酰氨基酚或布洛芬。

鼻塞：可酌情选用氯雷他定或西替利嗪等抗过敏药物。

止咳：右美沙芬等。

注意事项

不要随便服用中成药，须辨证后对症治疗。

⚠ 注意：要避免重复用药，很多感冒药为复方制剂，服药前应仔细阅读成分表。

急性上呼吸道感染儿童怎么护理？

★ 吃温热的流质食物（如米汤、鸡汤等），大于 1 岁的儿童可以进食蜂蜜来缓解咳嗽症状。

★ 充分休息，足量饮水。

★ 如出现反复高热、咳嗽加剧、精神萎靡等症状，应及时到医院就诊。

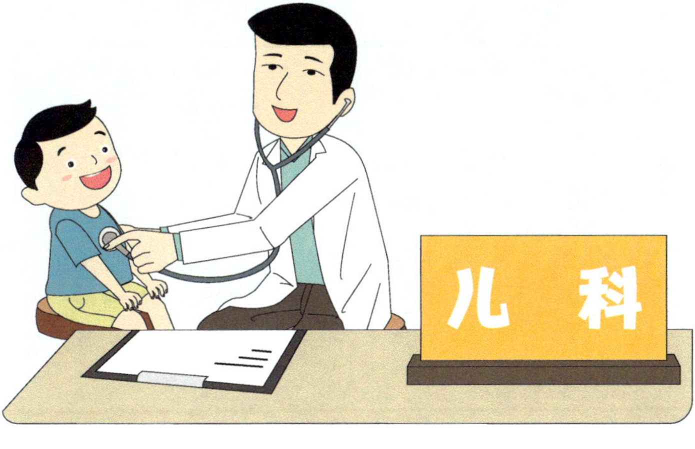

急性上呼吸道感染怎么预防？

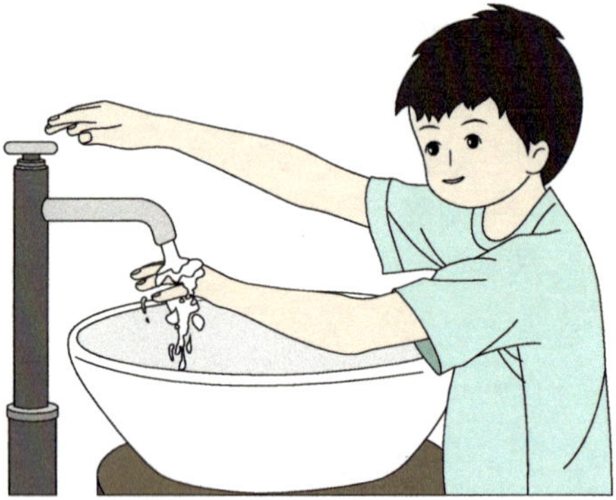

★ 勤洗手，以及避免用手接触口、鼻和眼睛。

★ 使用杀病毒的消毒剂如酒精等，去除环境表面的污染，可有助于降低感冒病毒的传播率。

★ 免疫接种：对于所有 6 月龄以上的儿童，推荐每年接种流感灭活疫苗、流感减毒活疫苗等有预防流行性感冒作用的疫苗，降低流行性感冒病毒感染及其并发症发生的概率。

腹 泻

什么是腹泻?

★ 腹泻是一组多病原多因素引起的疾病，以大便次数增多和大便性状改变为特征。

★ 儿童急性感染性腹泻是我国5岁以下儿童主要死因之一（国家卫生健康委员会2020年统计数据）。

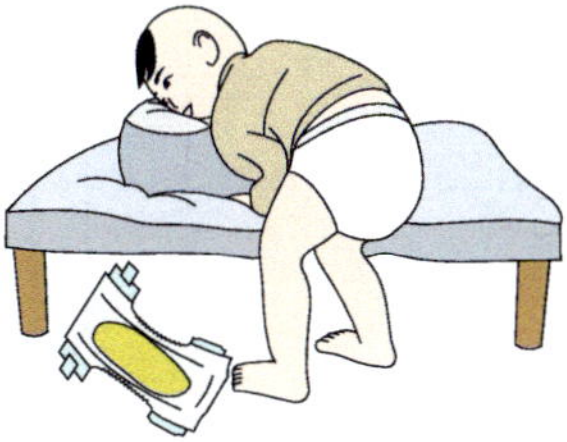

为什么会腹泻?

★ **感染因素：** 病毒、细菌、真菌、寄生虫。以病毒感染和细菌感染多见。

★ **饮食因素：** 喂养不当，食物蛋白过敏，乳糖不耐受等。

★ **气候因素：** 气候突然变化，肠道受凉，肠蠕动增加，天气过热导致的消化液分泌减少等。

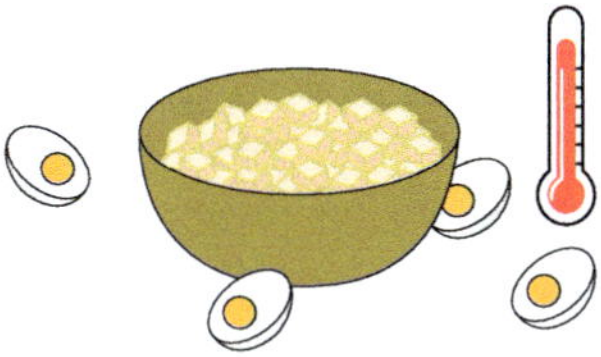

出现腹泻怎么办？

液体：

从腹泻开始就补充足够的液体，如淡盐水、口服补液盐等，以预防和治疗脱水。

补充锌剂：

5岁以下的腹泻儿童应补锌。6月龄以下婴儿每天补充10毫克，持续10天；6月龄至5岁儿童每天补充20毫克，持续10天。

肠黏膜保护剂：

蒙脱石散。

益生菌：

双歧杆菌、乳酸杆菌等。

抗分泌药：

消旋卡多曲颗粒。

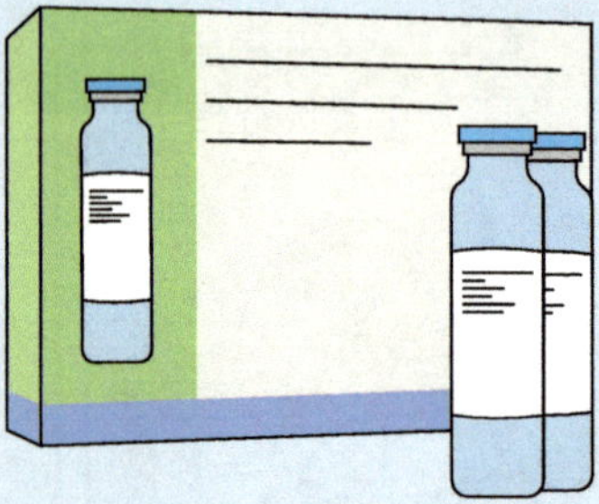

腹泻儿童怎么喂养？

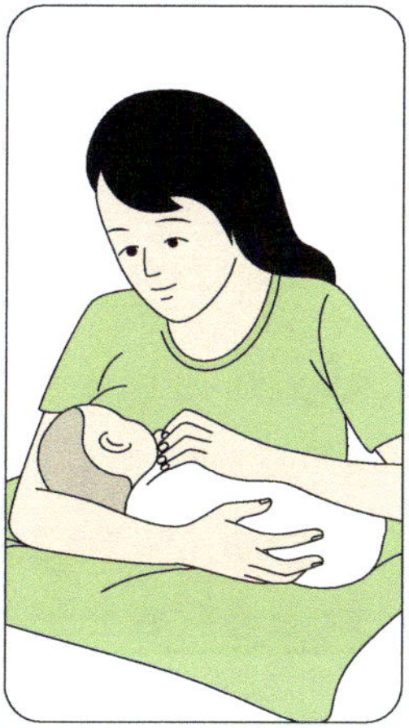

母乳喂养： 吃母乳的婴儿继续母乳喂养。

奶粉喂养： 喝奶粉的婴儿除补充口服补液盐外，还应至少每3小时喂食1次非稀释奶粉。

6月龄以上患儿： 继续进食已经习惯的日常饮食，如粥、面条、稀饭、蛋类、鱼肉末等，避免喂粗纤维含量高的蔬菜和水果，以及高糖饮食。

只要腹泻持续，就应频繁（每天至少6餐）喂患儿含较高能量和微量营养素的食物。

腹泻缓解后，每天应加餐至少1次，持续至少2周或直到患儿恢复正常的体重为止。

腹泻出现什么情况应及时就诊？

病情未好转或出现以下任何一种症状，需及时到医院就诊：

★ 腹泻剧烈，大便次数多或腹泻量大。

★ 不能正常饮食。

★ 频繁呕吐，无法口服给药。

★ 发热（3月龄以下婴儿体温>38 ℃，3~36月龄婴幼儿体温>39 ℃）。

★ 明显口渴，发现脱水体征，如眼窝凹陷、泪少、口腔黏膜干燥或尿量减少等，以及神志改变，如易激惹、淡漠、嗜睡等。

★ 大便带血。

★ 6月龄以下婴儿，早产儿，有慢性病史或并发症的儿童。

腹泻怎么预防？

★ 摄入安全的水和食物。对于年幼儿童，用煮沸了至少5分钟的水来制备食物和饮料是最佳的。

★ 勤洗手。患儿便后、成人处理儿童的粪便后及准备食物前，患儿和成人都应洗手。

★ 厕所设施。厕所应当距饮用水源10米以外，且所处地势比饮用水源的地势更低。

★ 打预防针。常规接种轮状病毒疫苗等。

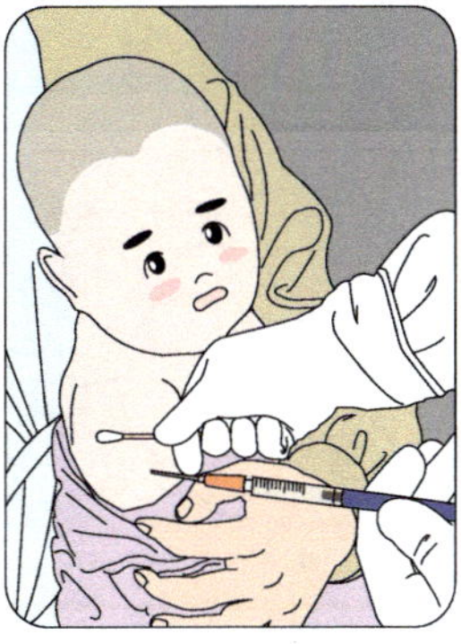

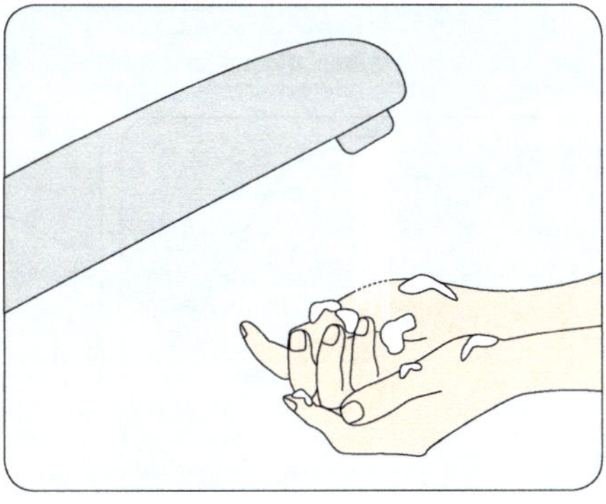

黄 疸

什么是黄疸？

黄疸是由于血清中胆红素含量增高，致使皮肤、黏膜、巩膜发黄的症状和体征。

如何判断是否出现黄疸？

用一根手指，按压孩子的鼻子或前额，然后抬起手指。如果按压处的皮肤呈黄色，则可能患有黄疸。

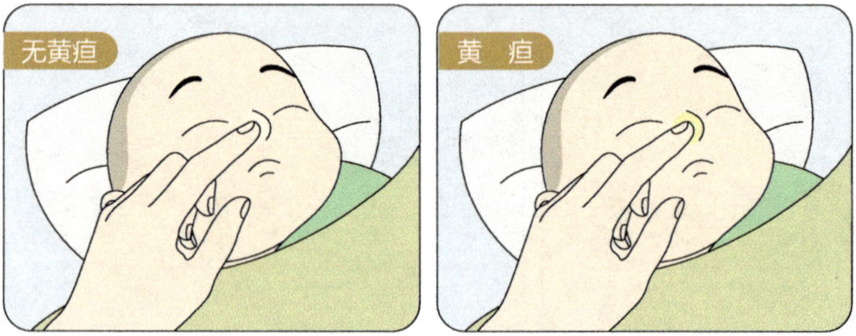

新生儿出现黄疸应什么时候就诊?

新生儿指出生以后不满 28 天的婴儿。当新生儿出现黄疸进行性加重时，应及时到医院就诊。

重度黄疸的症状

- ★ 小腿皮肤呈橘黄色或黄色，眼白呈黄色。
- ★ 难以醒来，哭声尖锐，不开心或持续哭闹，保持身体弯曲或颈部后倾。
- ★ 配方奶喂养 2 周后或母乳喂养 3 周后，仍有黄疸。

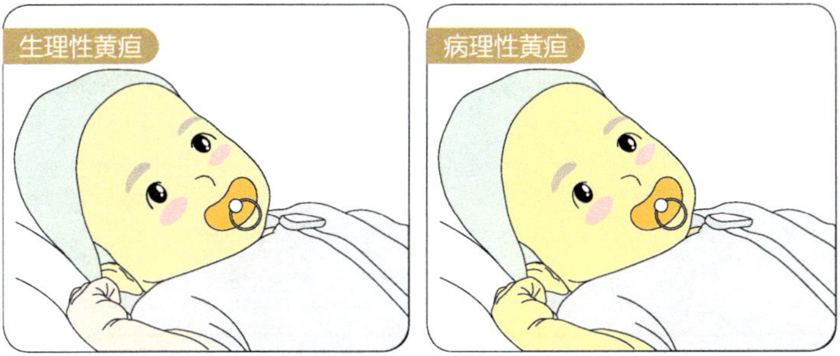

出生 4 周以上婴儿出现黄疸应什么时候就诊？

★ 新生儿期后出现持续性黄疸。

★ 大便颜色变浅。

★ 黄疸伴生长发育不良。

★ 任何时期新发黄疸（突然出现黄疸）。

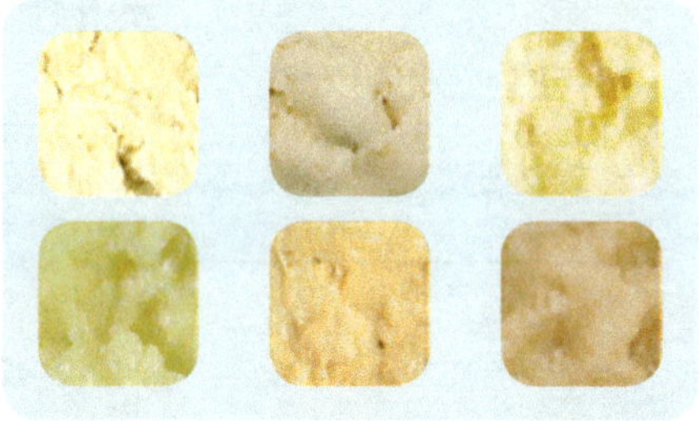

不正常的大便

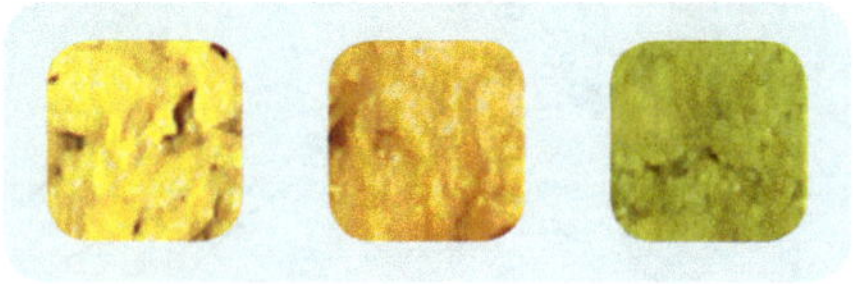

正常的大便

第四篇

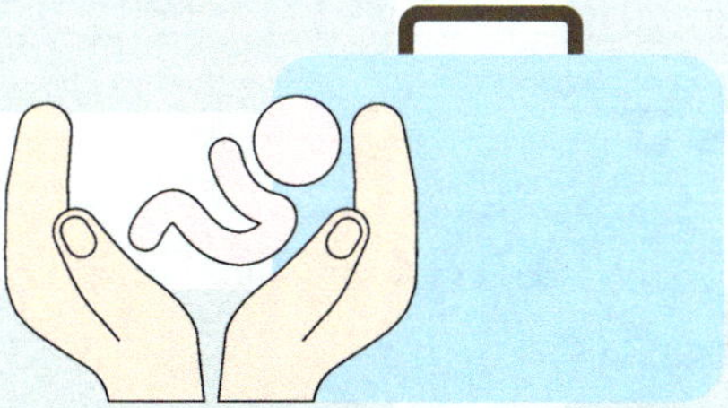

儿童心理健康问题有哪些？

儿童心理健康

儿童心理健康指的是儿童在心理和情感方面的良好状态和健康发展。它涵盖了儿童的情绪、认知、社交和行为等多个方面。

重视儿童心理健康

据研究，约 20% 的儿童存在心理障碍，儿童心理障碍患病率高达成人的 2 倍。

常见儿童心理健康问题

情绪类： 焦虑症、抑郁症、躁狂症。

行为类： 注意缺陷多动障碍（又称“儿童多动症”）、抽动障碍。

学习困难类： 孤独症、学习障碍、阅读障碍。

焦虑症

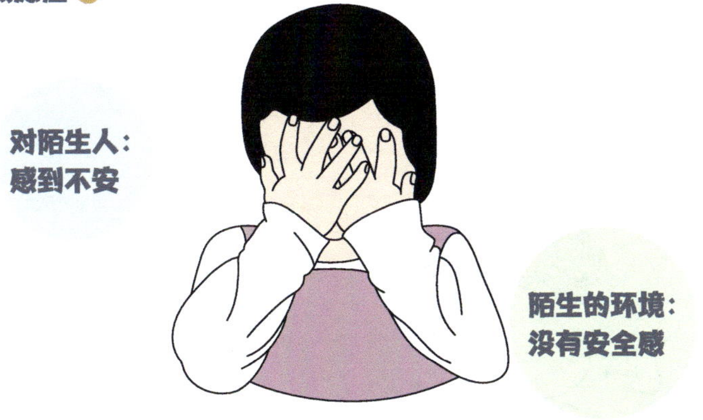

★ 这是最常见的情绪障碍。

★ 这是一组以恐惧不安为主的情绪体验。

★ 可通过躯体症状表现出来。

★ 无指向性的恐惧、胆怯、心悸、口干、头痛、腹痛等。

★ 婴幼儿期至青少年时期均会发生。

抑郁症

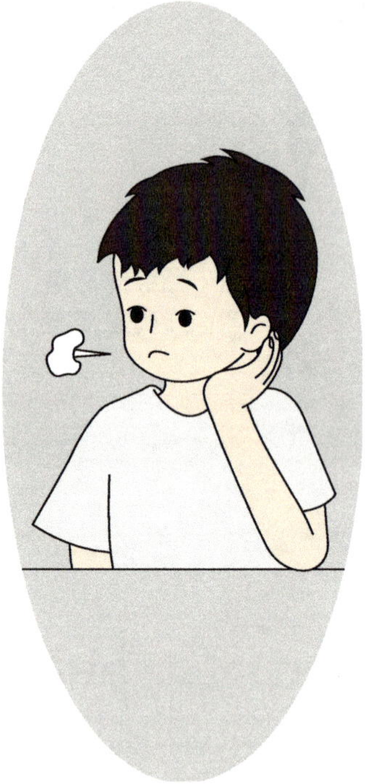

主要表现为情绪低落的一种精神障碍性疾病。

特点：

★ 情绪波动大，行为冲动。

★ 3~5 岁学龄前儿童主要表现特点为对游戏失去兴趣，在游戏中不断有自卑自责、自残和自杀表现。

★ 6~8 岁儿童主要表现为有躯体化症状，如腹部疼痛、头痛等，其他表现有痛哭流涕、大声喊叫、无法解释的易激惹和冲动等。

★ 9~12岁儿童更多出现空虚无聊、自信心低下、自责自罪、无助无望、恐惧死亡等情绪。

★ 12~18 岁儿童或青少年更多出现冲动、易激惹等情绪及鲁莽而不计后果、学习成绩下降、食欲不振、拒绝上学等行为改变。

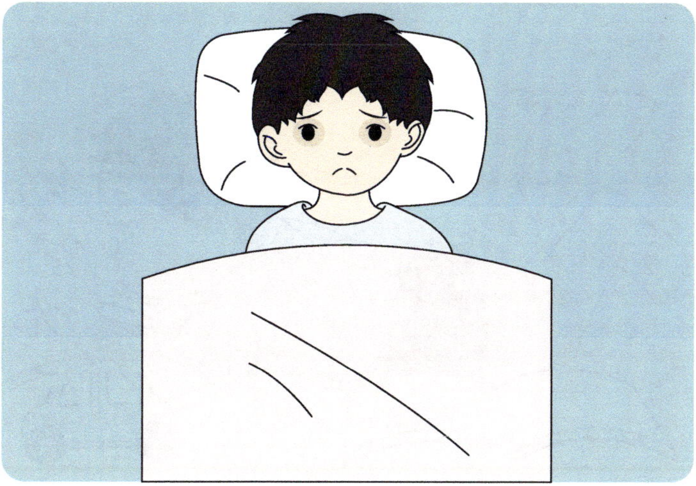

注意缺陷多动障碍

特点：

★ 注意力不集中。

★ 活动过度。

★ 冲动任性。

★ 7 岁前发病。

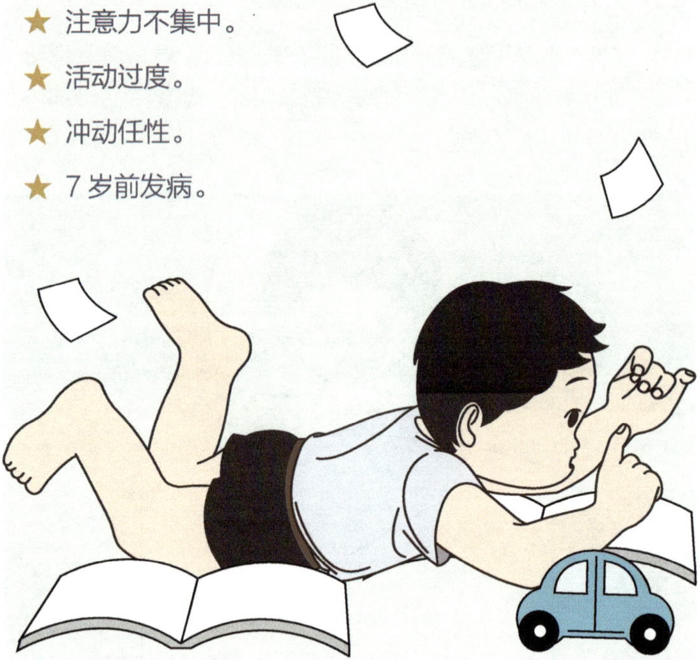

主要表现：

★ 经常出现手脚多动或在座位上不停扭转，难以完成某件事。

★ 做作业或玩游戏时，注意力不能持续集中，经常干扰其他孩子。

★ 经常做出冒险性行为而不顾后果，如盲目在大街上奔跑。

★ 对提问经常出现反应迟钝。

★ 难以排除对立情绪，理解困难，经常不能完成作业。

★ 在学校或家中经常丢失必需品，如玩具、笔、书等。

抽动障碍

多发于儿童期的运动性或发声性肌肉痉挛。

表现为不自主的、反复的、快速的动作，例如频繁地眨眼、做怪脸、摇头、耸肩和发出咳嗽声、清嗓声等。

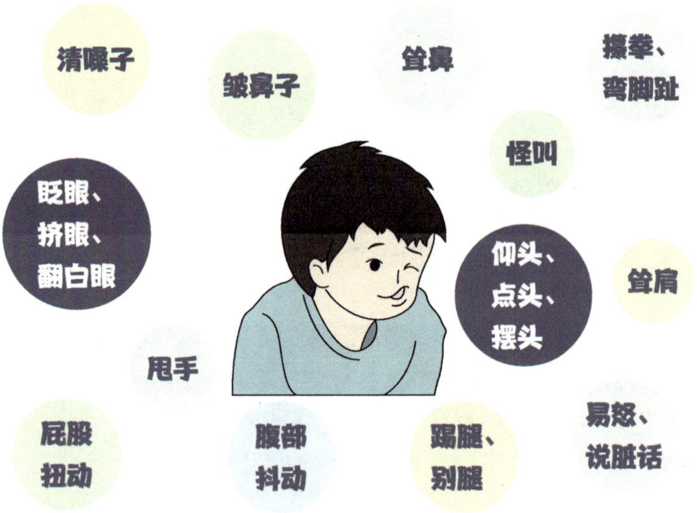

学习障碍

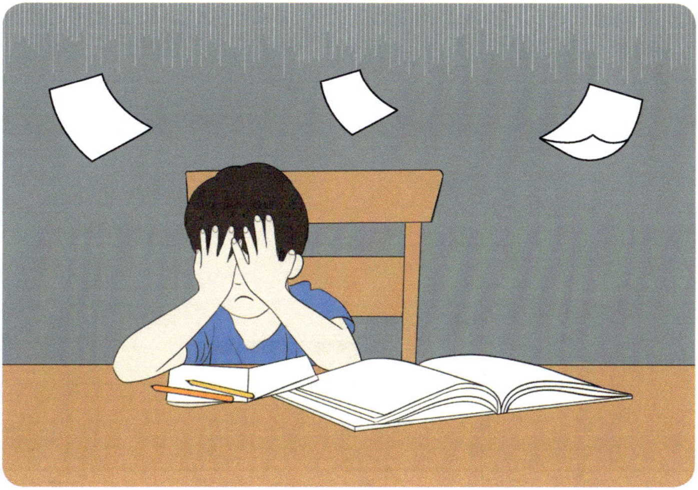

指那些智力正常儿童在听、说、读、写、计算等方面出现一种或一种以上的学习困难的状态。

医学界倾向于认为这类儿童所表现出的学习困难与其中枢神经系统的某种功能失调有关。

治　疗

★ 早发现，早治疗，及时到正规医院就诊。

★ 心理疾病治疗包括药物治疗和行为治疗。

★ 在医生指导下用药，利大于弊的情况下要积极治疗。

★ 大部分治疗效果是比较好的。

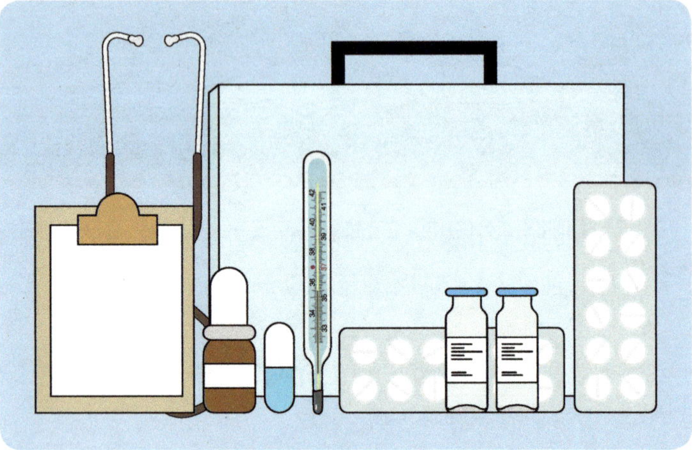